BEI GRIN MACHT SICH IHR WISSEN BEZAHLT

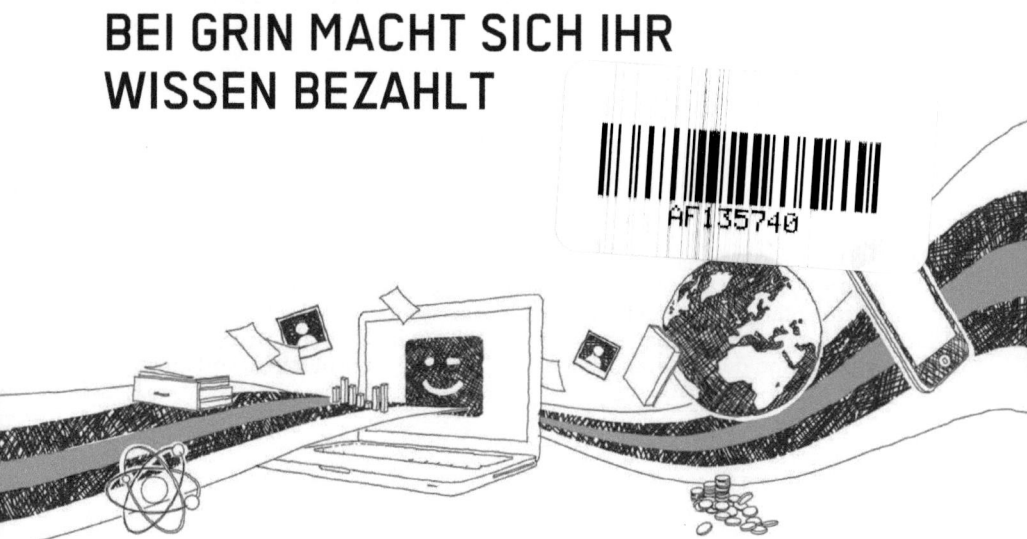

- Wir veröffentlichen Ihre Hausarbeit,
  Bachelor- und Masterarbeit

- Ihr eigenes eBook und Buch -
  weltweit in allen wichtigen Shops

- Verdienen Sie an jedem Verkauf

Jetzt bei www.GRIN.com hochladen
und kostenlos publizieren

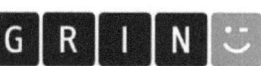

Bibliografische Information der Deutschen Nationalbibliothek:

Die Deutsche Bibliothek verzeichnet diese Publikation in der Deutschen National-
bibliografie; detaillierte bibliografische Daten sind im Internet über http://dnb.d-
nb.de/ abrufbar.

Impressum:

Copyright © 2017 GRIN Verlag
Druck und Bindung: Books on Demand GmbH, Norderstedt Germany
ISBN: 9783346202949

Dieses Buch bei GRIN:

https://www.grin.com/document/595969

Samantha Josephine Knaf

Krankenkassen in Deutschland. Vergleich zwischen gesetzlichen und privaten Krankenversicherungen

GRIN Verlag

GRIN - Your knowledge has value

Der GRIN Verlag publiziert seit 1998 wissenschaftliche Arbeiten von Studenten, Hochschullehrern und anderen Akademikern als eBook und gedrucktes Buch. Die Verlagswebsite www.grin.com ist die ideale Plattform zur Veröffentlichung von Hausarbeiten, Abschlussarbeiten, wissenschaftlichen Aufsätzen, Dissertationen und Fachbüchern.

Besuchen Sie uns im Internet:

http://www.grin.com/

http://www.facebook.com/grincom

http://www.twitter.com/grin_com

Hausarbeit

Angebotsstrukturen im Gesundheitssektor

Aufgabe 2: Thema „Krankenkassen in Deutschland"

abgegeben am: 17.07.2017

Modul: Angebotsstrukturen im Gesundheitssektor

Studiengang: Prävention und Gesundheitspsychologie

2

Abbildungsverzeichnis

Thema 2: Krankenkassen in Deutschland

1. Allgemeine Informationen

„Die Bundesrepublik Deutschland ist ein demokratischer und sozialer Bundesstaat." [1] Jeder Bürger hat somit das Recht auf einen sozialen Mindeststandard. Dieser betrifft auch die gesundheitliche Versorgung und Absicherung. Für einen Jeden steht ein Mindestmaß an Gesundheitsversorgung zur Verfügung. Im § 4 Absätze 1 und 2 SGB I wurde dieses Recht noch einmal zusätzlich verankert: „Jeder hat im Rahmen dieses Gesetzbuches ein Recht auf Zugang zur Sozialversicherung. Wer in der Sozialversicherung versichert ist, hat im Rahmen der gesetzlichen Kranken[...]-versicherung [...] ein Recht auf

1. die notwendigen Maßnahmen zum Schutz, zur Erhaltung, zu Besserung und zur Wiederherstellung der Gesundheit und Leistungsfähigkeit und

---

[1] Vgl. Art. 20 Abs. 1 GG

2. wirtschaftliche Sicherung bei Krankheit, Mutterschaft, Minderung der Erwerbsfähigkeit und Alter. [...]"[2]

In Deutschland gibt es derzeit ein zweigliedriges System im Bereich der Krankenversicherung. Auf der einen Seite die gesetzliche Krankenversicherung und auf der anderen die private. [3] Durch diese Dualität wird für eine stabile Finanzierung im Bereich der medizinischen Versorgung gesorgt. Die deutsche Gesundheitsversorgung hat zentrale Anforderungen durch die eine ausreichende gesundheitliche Versorgung sichergestellt wird. Für die gesamte Bevölkerung soll Gesundheit ohne materielle Barrieren zugänglich gemacht werden. Dabei entspricht die Versorgung dem neusten Stand der Medizintechnik und weist im internationalen Vergleich eine gehobene Qualität auf. Obwohl es Einschränkungen im Leistungsbereich gibt, erfolgt für Versicherte beider Systeme ein Versorgungssystem, welches gemeinsam finanziert wird. Um diese hohe Qualität zu sichern werden immer wieder neue Gesundheitsreformgesetze beschlossen. [4]

Am 15. Juni 1883 führte Reichskanzler Otto von Bismarck das „Gesetz betreffend der Krankenversicherung der Arbeiter" ein. Von da an waren Industriearbeiter und Mitarbeiter des Handwerks- und Gewerbebetriebs krankenversicherungspflichtig. Als erstes Land erlies Deutschland eine Sozialversicherung auf nationaler Ebene. Seit diesem Tag ist die gesetzliche Krankenversicherung eine zentrale Säule des deutschen Gesundheitssystems und gleichzeitig der älteste Zweig der Sozialversicherung in Deutschland. Die gesetzliche Krankenversicherung umfasste zu Beginn lediglich 10 % der Bevölkerung. Mittlerweile sind fast 87 % der deutschen Bevölkerung pflichtversichert und somit medizinisch versorgt. [5]

Um Mitglied der privaten Krankenversicherung zu werden, müssen einige Kriterien erfüllt werden. Diese treffen auf circa. 11 % der Deutschen zu. [6] Bei den privaten Krankenversicherungen handelt es sich um

---

[2] Vgl. § 4 Absätze 1 und 2 SGB I
[3] Bundesministerium für Gesundheit (2016)
[4] Vgl. Continentale Krankenversicherung a. G. (2016), S.24 f.
[5] Bundesministerium für Gesundheit (2016)
[6] Institut für Qualität und Wirtschaftlichkeit im Gesundheitswesen (2015)

Wirtschaftsunternehmen des Privatrechts und diese verfolgen erwerbswirtschaftliche Ziele. [7]

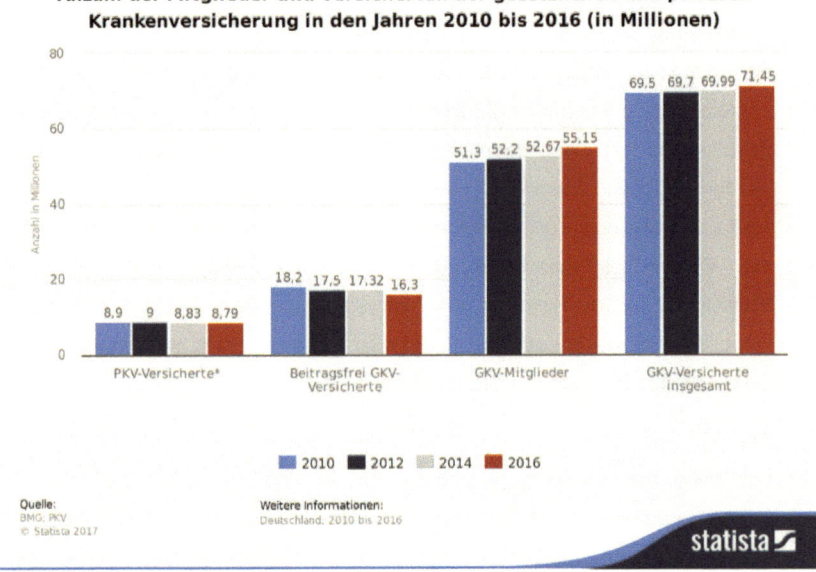

Abbildung 1: Anzahl der Mitglieder und Versicherten der gesetzlichen und privaten Krankenversicherung
(Quelle: BMG; PKV, Statista 2017)

2. Wahlmöglichkeit

Nur ein kleiner Teil der deutschen Bevölkerung hat die Möglichkeit, sich zwischen privater und gesetzlicher Krankenversicherung zu entscheiden. Wer als freiwilliger Versicherter zählt, das bedeutet, wer in mehr als zwei aufeinanderfolgenden Kalenderjahren die jährliche Beitragsbemessungsgrenze übersteigt, kann auch anstatt der gesetzlichen die private Versicherung wählen.

---

[7] Vgl. Studienbrief S. 25

[8] Ebenso haben hauptberuflich Selbstständige die Wahl zwischen beiden Systemen. Bei der Wahl ist keine deutliche Präferenz auszumachen. In Deutschland sind in etwa 1,1 Millionen hauptberuflich Selbständige gesetzlich krankenversichert und circa 1,9 Millionen privat. [9]

Ist man jedoch mehrere Jahre privat versichert gewesen, ist es schwierig wieder in die gesetzliche Versicherung zu wechseln. Es gibt nur einige wenige Ausnahmen und ab dem 55. Lebensjahr ist ein Wechsel zurück in die gesetzliche Krankenversicherung nahezu unmöglich. [10]

3. Vergleich gesetzliche und private Krankenversicherung

3.1 Gemeinsamkeiten

Betrachtet man das duale System der deutschen Krankenversicherung sieht man, dass beide eine umfassende Absicherung der Gesundheit geben. Sowohl in der privaten, als auch in der gesetzlichen Krankenversicherung sind die Versicherten medizinisch versorgt und werden ganzheitlich betreut. Beide Systeme finanzieren sich durch die Beiträge der einzelnen Mitglieder.

Im Bereich der allgemeinen Krankenhausleistungen vergüten beide Seiten über die sogenannte DRG-Fallpauschale. Somit sind die Entgelte aller Patienten einheitlich. Auch bei Arzneimitteln haben beide Systeme die gleichen Preisnachlässe. Es werden je nach Kasse individuelle Rabattverträge geschlossen, von denen gesetzliche Versicherte ebenso wie Privatpatienten profitieren können. Eine weitere wichtige Gemeinsamkeit ist, dass sowohl in der gesetzlichen, als auch in der privaten Krankenversicherung eine Pflegepflichtversicherung angeschlossen wird. Leistungen sind dabei bei der sozialen Pflegeversicherung identisch der privaten Pflegepflichtversicherung. [11]

---

[8] Vgl. Kaufmann, F., Krämer, W. (2015), S. 11 ff.
[9] Vgl. Dräther, H. (2006), S. 54
[10] Vgl. Kaufmann, F., Krämer, W. (2015), S. 11 ff.
[11] Vgl. Continentale Krankenversicherung a. G. (2016), S.19 ff.

Auffällig ist jedoch, dass sich die gesetzliche und die private Krankenversicherung in vielen Punkten unterscheiden. Nachfolgend wird auf einen Teil dieser Unterschiede eingegangen.

3.2 Unterschiede

3.2.1 Allgemeine Struktur

Die gesetzliche Krankenversicherung ist eine spezifische Organisationsform und keine Versicherung im üblichen Sinne. Der Staat bedient sich dieser, um die vom Grundgesetz aufgetragenen Aufgaben für die Bürger zu organisieren.[12] Bei der gesetzlichen Krankenversicherung handelt es sich um eine rechtsfähige Körperschaft des öffentlichen Rechts. Das Bundesversicherungsamt und die Sozialministerien der einzelnen Länder haben dabei die Aufsichtsfunktion.[13] Diese überprüfen zum Beispiel die Gründung oder Fusionen von Kassen und entscheiden über die Genehmigung der individuellen Satzung einer jeden Kasse. Zusätzlich werden in regelmäßigen Abständen Prüfungen durchgeführt, die die Gesetzmäßigkeit und Wirtschaftlichkeit beleuchten. Da es sich um selbstverwaltende Körperschaften handelt, wählen alle sechs Jahre die Mitglieder einer Kasse dem Verwaltungsrat selbst. Dieser bestimmt dann den Vorstand. Die Anzahl der gesetzlichen Krankenkasse sinkt ständig. 1970 gab es noch knapp 1815 verschiedene Kassen und heute hingegen nur noch 113.[14]

Die private Krankenversicherung hingegen ist ein Wirtschaftsunternehmen. Zurzeit gibt es in etwa 24 private Krankenversicherungsunternehmen, welche als AG auftreten und ungefähr 17, die als Versicherungsverein auf Gegenseitigkeit betrieben werden.[15] Die Aufsicht hat hierbei die Bundesanstalt für Finanzdienstleistungsaufsicht (BaFin).

---

[12] Vgl. Studienbrief S 26
[13] Vgl. Continentale Krankenversicherung a. G. (2016), S.19 ff.
[14] GKV Spitzenverband (2017)
[15] Verband der Privaten Krankenversicherung (2017)

3.2.2 Rechtliche Grundlagen

Die rechtlichen Grundlagen sind in der gesetzlichen Krankenversicherung vor allem die Sozialgesetzbücher IV und V, sowie die Reichsversicherungsordnung, die Satzungen der einzelnen Krankenkassen und die Beschlüsse des Gemeinsamen Bundesausschusses.

Auf Seite der privaten Krankenversicherung sind diese jedoch das Bürgerliche Gesetzbuch, das Handelsgesetzbuch, das Versicherungsaufsichtsgesetz, das Versicherungsvertragsgesetz, die allgemeinen Versicherungsbedingungen und spezielle Vereinbarungen beziehungsweise Klauseln.

3.2.3 Mitgliedschaft

Auch im Bereich der Mitglieder gibt es Unterschiede. In der gesetzlichen Krankenversicherung gibt es insgesamt drei Möglichkeiten versichert zu sein. Die Pflichtmitgliedschaft, die freiwillige Mitgliedschaft und die Familienversicherung, In der ersten Gruppe finden sich Pflichtversicherte und diese sind im § 5 Abs. 1 SGB V definiert.[16] Die wichtigsten Auszüge und Beispiele sind dabei:

„Versicherungspflichtig sind   1. Arbeiter, Angestellte und zu ihrer Berufsausbildung beschäftigte, die gegen Arbeitsentgelt beschäftigt sind,

2. Personen, in der Zeit, für die sie Arbeitslosengeld oder Unterhaltsgeld nach dem Dritten Buch beziehen [...],

2a. Personen in der Zeit, für die sie Arbeitslosengeld II nach dem Zweiten Buch beziehen [...]

3.   Landwirte   [...],

4.   Künstler und Publizisten   [...],

7.   Behinderte Menschen   [...],

9.   Studenten   [...],

---

16 Bundesministerium für Gesundheit (2016)

10. Personen, die eine Studien- oder Prüfungsordnungen vorgeschriebene berufspraktische Tätigkeit ohne Arbeitsentgelt verrichten [...] 11. Personen, die die Voraussetzungen für den Anspruch auf eine Rente aus der gesetzlichen Rentenversicherung erfüllen [...], 13. Personen, die keinen anderweitigen Anspruch auf Absicherung im Krankheitsfall haben [...]"[17]

Zusammengefasst sind diese also Arbeitnehmer, Arbeitslose, Studenten, Praktikanten, Rentner, Landwirte, Künstler und Publizisten, behinderte Menschen und so genannte Nichtversicherte. Diese sind versicherungspflichtig in Deutschland.

Die zweite Gruppe enthält freiwillige Mitglieder. Eine freiwillige Mitgliedschaft in einer gesetzlichen Krankenversicherung kommt nur zu Stande, wenn bereits im Vorfeld eine Pflicht- oder Familienversicherung bestand. Diese Mitglieder sind nach § 6 Abs. 1 SGB V versicherungsfrei. Im klassischen Sinne ist jedoch nur der erste Absatz ausschlaggebend. Die speziellen Sonderformen werden im Rahmen dieser Arbeit nicht näher beleuchtet. [18]

„Versicherungsfrei sind, 1. Arbeiter und Angestellte, deren regelmäßiges Jahresarbeitsentgelt die Jahresarbeitsentgeltgrenze nach den Absätzen 6 und 7 übersteigt [...]" [19]

Diese Versicherungsfreien haben die Wahlmöglichkeit zwischen privater und gesetzlicher Krankenversicherung. In der gesetzlichen Krankenkasse werden sie daher als freiwillige Mitglieder bezeichnet.

Die dritte Gruppe beinhaltet die familienversicherten Mitglieder. Auf diese wird im Rahmen der Arbeit zu einem späteren Zeitpunkt genauer eingegangen. [20]

In der privaten Krankenversicherung hingegen findet man sogenannte Vollversicherte, das heißt Selbstständige, Freiberufler, Beamte, Arbeitnehmer, welche über der Beitragsgrenze verdienen, von der Versicherungspflicht befreite Arbeitnehmer oder Studenten, Rentner und alle, die zusätzliche

---

[17] § 5 Abs. 1 SGB V
[18] Bundesministerium für Gesundheit (2016)
[19] § 6 Abs. 1 Nr. 1 SGB V
[20] Bundesministerium für Gesundheit (2016)

Leistungen zu den gesetzlichen abgeschlossen haben. [21] Um sich als Arbeitnehmer privat krankenversichern zu können, muss das jährliche Bruttogehalt die Jahresarbeitsentgeltgrenze übersteigen. Diese lag 2016 bei 56250 Euro und wurde 2017 auf 57600 Euro angehoben. Unter Freiberuflern versteht man allgemein Steuerberater, Anwälte oder Ärzte, die nicht fest angestellt wurde. Diese sind somit nicht versicherungspflichtig und können sich nur gesetzlich versichern, wenn sie die gesetzlichen Vorversicherungszeiten erfüllen. Beamte sind in jedem Fall versicherungsfrei und somit grundsätzlich der privaten Krankenversicherung zuzuordnen. Bei ihnen gibt es jedoch eine Sonderregelung. Sie benötigen keinen vollen Krankenversicherungsschutz, da sie durch die durch die beamtenrechtliche Krankenfürsorge eine Beihilfe erhalten.

Ebenso zählen unter bestimmten Voraussetzungen Gesellschafter einer GmbH, OHG oder KG zu den privaten Krankenversicherungsmitgliedern. Im Vorfeld werden jedoch von der gesetzlichen Krankenversicherung Prüfungen zur Feststellung dieses Status durchgeführt.

Ist man bisher krankenversicherungsfrei gewesen und somit nicht gesetzlich pflichtversichert ist es möglich, dass sich durch Änderung der äußeren Umstände (beispielsweise Anstellung in einem Unternehmen und Gehalt unter der Jahresarbeitsentgeltgrenze) eine Versicherungspflicht aufbaut. Hegt man in diesem Fall den Wunsch versicherungsfrei zu bleiben, kann man dies auf Antrag tun. Dieser ist innerhalb von drei Monaten nach Eintritt der Versicherungspflicht zu stellen und kann nicht widerrufen werden. Das Mitglied bleibt dann, trotz grundsätzlicher Versicherungspflicht, krankenversicherungsfrei und hat die Möglichkeit sich weiterhin privat kranken zu versichern. [22]

---

[21] Vgl. Continentale Krankenversicherung a. G. (2016), S. 12
[22] Vgl. Continentale Krankenversicherung a. G. (2016), S. 37ff.

3.2.4 Einkommensselektion

Betrachtet man die Voraussetzungen für eine Mitgliedschaft in der privaten Krankenversicherung wird deutlich, dass sich vor allem gut Verdienende im Zweig der privaten Krankenversicherung wiederfinden. Da das jährliche Gesamteinkommen über einer bestimmten Grenze liegen muss, sind alles in allem die jährlichen Einnahmen von privatversicherten Arbeitnehmern deutlich über denen der gesetzlichen Versicherten. Das wissenschaftliche Institut der AOK hat im Jahr 2006 dazu eine empirische Beobachtung gemacht. Es gibt tatsächlich zu beobachtende Unterschiede im Gesamteinkommen der Mitglieder.

Tabelle 2.1: Durchschnittliches Gesamteinkommen in Euro je Beitragszahler und Jahr (2003)			
Personengruppe	Alle Bürger[a]	GKV-Mitglieder	heute PKV-Versicherte[b]
Insgesamt	*24.618*	*22.658*	*38.109*
darunter:			
– Angestellte/Arbeiter	29.837	28.476	55.317
– Beamte	36.104	35.399	36.274
– GRV-Rentner	16.041	15.847	23.918
– Pensionäre	24.907	20.824	27.206
– Selbstständige	37.428	33.422	41.121
– Arbeitslose	14.071	13.925	9.759
– nicht Erwerbstätige[c]	8.546	8.109	13.341

a einschließlich der Personen, die nach eigenen Angaben weder GKV- noch PKV-versichert sind
b abgegrenzt als diejenigen PKV-Versicherten, die als GKV-Versicherte Beitragszahler wären
c Der Status „nicht erwerbstätig" ergibt sich als Momentaufnahme zum Zeitpunkt der Befragung. Er ist daher vereinbar mit beitragspflichtigen Einnahmen aus einer Arbeitnehmertätigkeit, die im Jahresverlauf erzielt wurden, sowie mit beitragspflichtigen Einnahmen aus anderen Einkommensarten.

Quelle: Eigene Berechnungen auf Basis des Sozio-oekonomischen Panels

WIdO 2006

Abbildung 2: durchschnittliches Gesamteinkommen
(Quelle: Leinert, J., 2006, S. 31)

Durch diese Selektion im Einkommen sinkt der Durchschnittsbetrag bei gesetzlich Versicherten. [23] Man kann somit vermuten, dass die private Krankenversicherung der gesetzlichen in hohes Beitragsaufkommen entzieht.

---

[23] Vgl. Leinert, J. (2006), s 31 ff.

Diese Mittel fließen jedoch nur unvollständig in das Gesundheitswesen zurück. Es wurde herausgefunden, dass dem deutschen Gesundheitssystem tatsächlich mehr Beiträge zur Verfügung stünden, wenn sich alle an der solidarischen Beitragszahlung beteiligen würden. [24]

3.2.5 Beiträge und Finanzierung

Die Beiträge werden dabei ganz unterschiedlich festgesetzt und die generelle Finanzierung der einzelnen Systeme weicht stark voneinander ab.

In der gesetzlichen Krankenversicherung herrscht das Solidaritätsprinzip. Das bedeutet, dass die Beiträge der Versicherten sich nicht nach dem Risiko, sondern nach der finanziellen Leistungsfähigkeit richten. Sie werden bis zu einer festgelegten Beitragsbemessungsgrenze prozentual vom Arbeitsentgelt bemessen. Dabei stehen allen Versicherten, unabhängig der Beitragshöhe, dieselben medizinischen Leistungen zur Verfügung. Zusätzlich trägt auch der Arbeitgeber beziehungsweise der zuständige Kostenträger bei Renten oder Entgeltersatzleistungen einen Teil der Beiträge. In der gesetzlichen Krankenversicherung betragen die Kosten circa 14,6 %. Je nach gewählter Krankenkasse fällt ein Zusatzbeitrag an, welchen der Versicherte allein zu tragen hat. Diese 14,6 % vom Einkommen werden hälftig zwischen Arbeitgeber und Mitglied aufgeteilt. Außerdem erhalten die einzelnen gesetzlichen Krankenkassen Zuschüsse aus dem Gesundheitsfonds. Dieser richtet sich nach dem jeweiligen Risikofaktor. Eine Krankenkasse mit vielen kranken oder alten Versicherten erhält mehr Leistungen und wird somit finanziell stärker unterstützt. Das nachfolgende Schaubild vom Bundesministerium für Gesundheit stellt dies noch einmal übersichtlich dar.

---

[24] Vgl. Leinert, J. (2006), S 47 f.

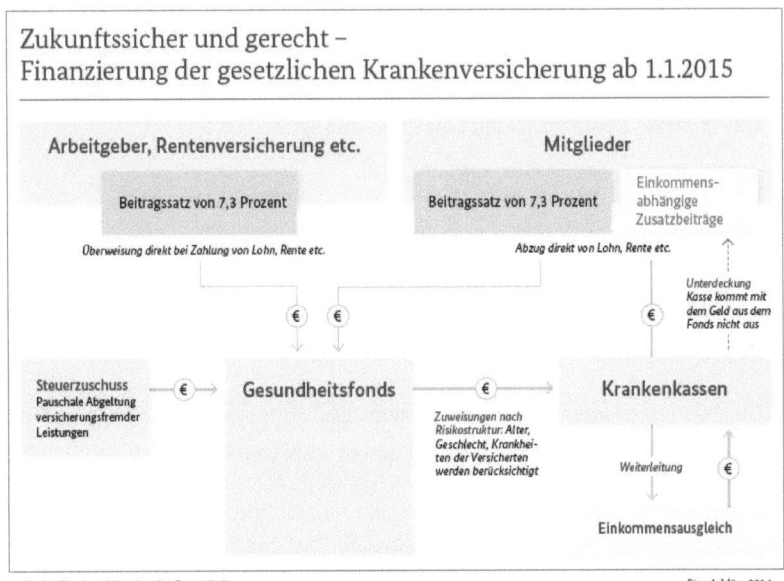

Abbildung 3: Finanzierung der gesetzlichen Krankenversicherung
(Quelle: Versicherungswiki e. K. 2017)

Zusätzlich zu dieser allgemeinen Beitragsregelung gibt es auch für bestimmte Versicherungsgruppen abweichende Regelungen. Beispiele hierfür sind Studenten oder freiwillig Versicherte ohne Einkommen. Für diese gibt es gesonderte Tarife mit festgelegten Beiträgen.

In der privaten Krankenversicherung wird die Beitragstragung über das Äquivalenzprinzip geregelt. Die Höhe der Beiträge richtet sich dabei nach dem individuellen Risikofaktor bemessen nach Eintrittsalter, Geschlecht oder auch Vorerkrankungen und ist abhängig vom Selbstbehalt.[25] Da im Alter die Häufigkeit der Leistungsinanspruchnahme steigt, spielt vor allem dieses bei der Beitragshöhenermittlung eine wichtige Rolle. Gerade ab 60 Jahren steigen die Ausgaben stark an. Aus diesem Grund sind die Beiträge für junge Mitglieder oft bedeutend niedriger.[26]

---

[25] AOK Bundesverband (2016)
[26] Vgl. Continentale Krankenversicherung a. G. (2016), S. 47 f.

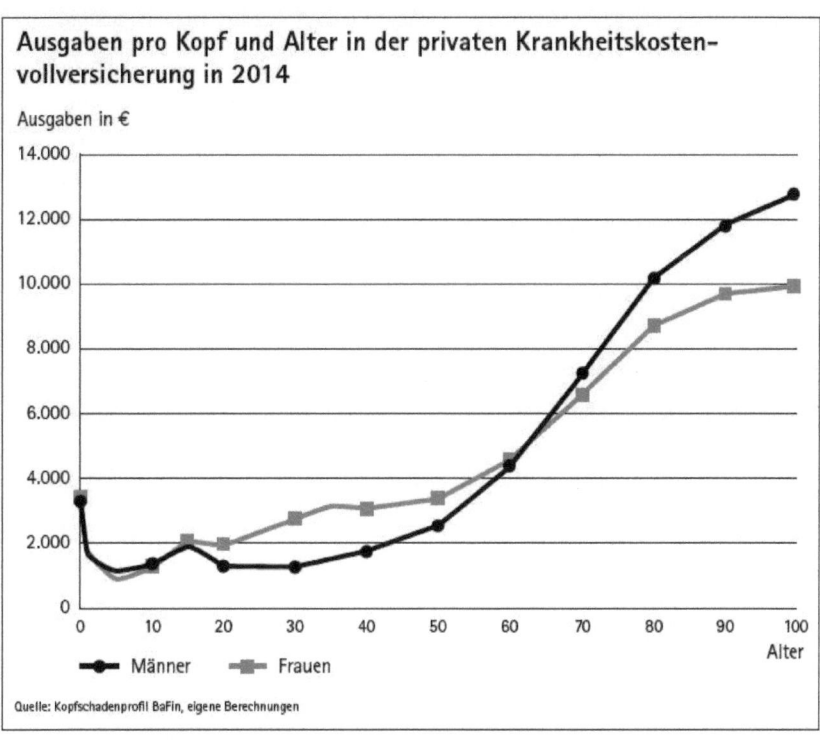

Ausgaben pro Kopf und Alter in der privaten Krankheitskosten-vollversicherung in 2014

Ausgaben in €

Quelle: Kopfschadenprofil BaFin, eigene Berechnungen

Abbildung 4: Ausgaben pro Kopf und Alter

(Quelle: Continentale Krankenversicherung a. G. (2016), S.48)

Um die Höhe der Beiträge genau bestimmen zu können, setzt sich die private Krankenversicherung mit den Ärzten des Versicherten in Verbindung, um die krankheitsbedingte Vorgeschichte berücksichtigen zu können und anschließend das individuelle Risiko festsetzen zu können. Hierfür muss der Antragsteller jedoch im Vorfeld zustimmen.[27] Schon vorhandene Erkrankungen sind ein besonderes Risiko und können durch Risikozuschläge zusätzlich verbeitragt werden. Berücksichtigt werden dabei jedoch nur Erkrankungen, die bereits bei Tarifabschluss bestanden. Hinzutretende Krankheiten nach Abschluss bleiben unberücksichtigt. In der privaten Krankenversicherung ist es sogar möglich, dass man aufgrund schwerwiegender Erkrankungen abgelehnt wird. Dies ist in der gesetzlichen Krankenversicherung unmöglich.

---

[27] Bundesministerium für Gesundheit (2016)

Außerdem richtet sich die Höhe auch nach dem gewünschten Versicherungsschutz und Leistungsumfang. Besteht man auf beispielsweise Chefarztbehandlung oder Ein-Bett-Zimmer steigen die Beiträge an. Ein Beitragsunterschied aufgrund des Geschlechtes war bis Dezember 2012 möglich, wurde jedoch vom Europäischen Gerichtshof für Verträge ab 21.12.2012 verboten. Zusätzlich unterscheidet man in der privaten Krankenversicherung unterschiedliche Tarife. Diese unterscheiden sich sowohl in Beitragshöhe, als auch im Leistungsumfang. Der Standardtarif ist brancheneinheitlich und richtet sich besonders an finanziell schwach aufgestellte Versicherte. Er wurde hauptsächlich für Ältere oder langjährige Versicherte geschaffen. Er ist der günstigste der Tarife und hat keine mitgabefähige Alterungsrückstellung und der Ehegattenbeitrag ist auf 150 % des Höchstbeitrages der gesetzlichen Krankenversicherung begrenzt. Ab 01.01.2009 hat der Gesetzgeber privaten Versicherungsunternehmen vorgeschrieben, einen sogenannten Basistarif anzubieten. Bei diesem herrscht Kontrahierungszwang, das bedeutet, dass grundsätzlich Anträge auf Versicherung im Basistarif nicht abgelehnt werden dürfen. Ebenso dürfen keine Risikozuschläge und Leistungsausschlüsse erhoben werden. Der Leistungsumfang entspricht im Großen und Ganzen dem der gesetzlichen Krankenversicherung und die Beitragshöhe ist begrenzt. Im Basistarif entspricht der Höchstbeitrag dem der gesetzlichen Krankenversicherung. Der dritte Tarif ist der Notlagentarif. Dieser sichert die Notfallversorgung und ist auf zweckmäßig ausreichende, sowie wirtschaftliche Leistungen beschränkt. Versicherungsberechtigt sind hierbei nur Mitglieder, die die Beiträge ihres bestehenden Tarifs nicht aufbringen können und nach entsprechendem Mahnverfahren im Notlagentarif eingestuft werden. Die Beiträge werden aus der angesparten Alterungsrückstellung entnommen und dürfen dabei jedoch nicht mehr als 25 % betragen. Somit wird das Mitglied vor weiteren Schulden geschützt und erhält im Notfall trotzdem medizinische Notversorgung. [28]

---

[28] Continentale Krankenversicherung a. G. (2016), S. 48 ff.

3.2.6 Leistungsprinzipien

In der gesetzlichen Krankenversicherung herrscht das Sachleistungsprinzip vor. Dieses ist für alle Versicherten einheitlich und die in Anspruch genommenen Leistungen werden bis auf wenige Ausnahmen direkt mit der zuständigen Krankenkasse verrechnet. Der Versicherte muss somit die Kosten der Behandlung nicht bezahlen, sondern nimmt diese in Leistung und der Leistungserbringer stellt diese dann bei der zuständigen Krankenkasse über die Kassenärztliche Vereinigung in Rechnung. Das folgende Schaubild zeigt diesen Vorgang noch einmal.

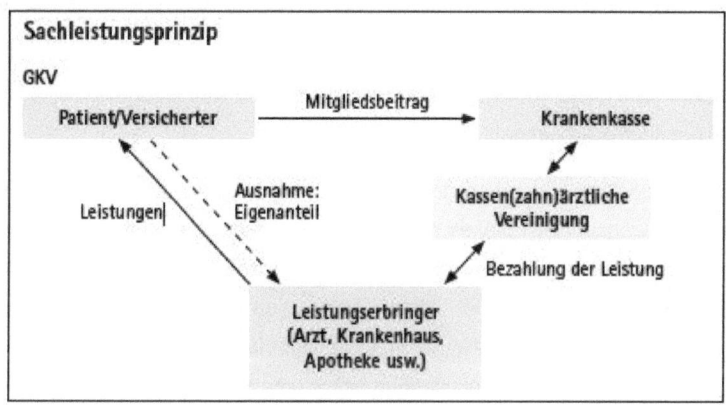

Abbildung 5: Sachleistungsprinzip
(Quelle: Continentale Krankenversicherung a. G. (2016), S.16)

Es herrscht außerdem das Bedarfsprinzip, das bedeutet, dass jeder die Leistungen erhält, die medizinisch erforderlich sind um den Erhalt oder auch die Wiederherstellung der Gesundheit zu sichern. Dies bedeutet jedoch, dass zusätzliche Leistungen, die medizinisch nicht zwingend notwendig sind, nicht in den Leistungsumfang der gesetzlichen Krankenversicherung fallen. Der Aufgaben und Leistungen sind im Fünften Buch des Sozialgesetzbuches genauer   geregelt.

§ 11 Abs. 1 SGB V sagt hierbei: „Versicherte haben nach den folgenden Vorschriften Anspruch auf Leistungen 1. bei Schwangerschaft und Mutterschaft [...],

2. zur Verhütung von Krankheiten und von deren Verschlimmerung sowie Empfängnisverhütung, bei Sterilisation und bei Schwangerschaftsabbruch [...],

3. zur Erfassung gesundheitlicher Risiken und Früherkennung von Krankheiten [...],

4. zur Behandlung einer Krankheit [...],

5. des Persönlichen Budgets [...]." [29]

Zusätzlich ist im Sinne des Solidaritätsprinzips die Familienversicherung kostenfrei.[30] Auf diese kostenfreie Art der Versicherung wird jedoch später noch einmal genauer eingegangen.

In der privaten Krankenversicherung spricht man jedoch vom Kostenerstattungsprinzip. Dieses richtet sich nach dem abgeschlossenen Tarif und der Versicherte geht in Vorleistung. Es können nur im Vorfeld tariflich vereinbarte Leistungen erstattet werden. Leistungen außerhalb des Vertrages sind vom Versicherten selbst zu tragen. Der Ablauf ist im Allgemeinen so, dass der Leistungserbringer dem Versicherten selbst die Leistung in Rechnung stellt. Dieser begleicht diese und lässt sich im Nachgang von seinem Versicherungsunternehmen die geleisteten Kosten erstatten. Nur in wenigen Ausnahmefällen werden die Kosten direkt vom Versicherungsunternehmen übernommen. Dies geschieht meist bei Krankenhausaufenthalten, da diese besonders teuer sind. Nachfolgend wird dies noch einmal bildlich verdeutlicht.[31]

---

[29] Vgl. § 11 Abs. 1 SGB V
[30] AOK Bundesverband (2016)
[31] Continentale Krankenversicherung a. G. (2016), S.12

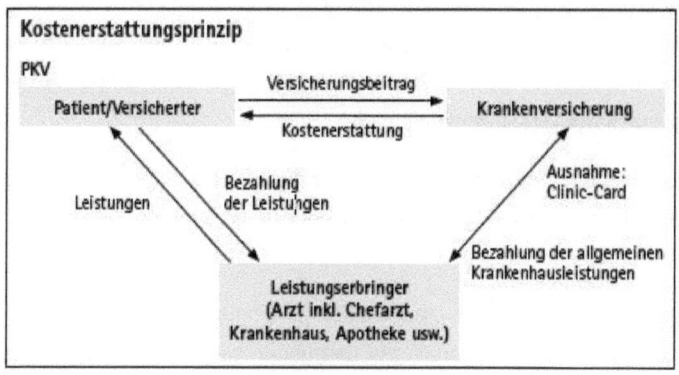

Abbildung 6: Kostenerstattungsprinzip
(Quelle: Continentale Krankenversicherung a. G. (2016), S.17)

3.2.7 Familienversicherung

Wie bereits erwähnt, ist in der gesetzlichen Krankenversicherung die Familienversicherung kostenfrei. Laut § 10 Abs. 1 Satz 1 SGB V gilt folgender Grundsatz: „Versichert sind der Ehegatte, der Lebenspartner und die Kinder von Mitgliedern sowie die Kinder von familienversicherten Kindern, wenn diese Familienangehörigen   1. ihren Wohnsitz oder gewöhnlichen Aufenthalt im Inland   haben

2. nicht nach § 5 Abs. 1 Nr. 1, 2, 2a, 3 bis 8, 11, 12 oder nicht freiwillig versichert sind

3. nicht versicherungsfrei oder nicht von der Versicherungspflicht befreit sind; dabei bleibt die Versicherungsfreiheit nach § 7 außer Betracht

4. nicht hauptberuflich selbstständig erwerbstätig sind und

5. kein Gesamteinkommen haben, das regelmäßig im Monat ein Siebtel der monatlichen Bezugsgröße nach § 18 des Vierten

Buches überschreitet, bei Renten wird der Zahlbetrag ohne den auf Entgeltpunkte für Kindererziehungszeiten entfallenden Teil berücksichtigt, für geringfügige Beschäftigte nach § 8 Abs. 1 Nr. 1, § 8a des Vierten Buches beträgt das zulässige Gesamteinkommen 450 Euro." [32]

Es gibt noch weitere Vorrausetzungen und Kriterien, die familienversicherte Angehörige erfüllen müssen, diese werden jedoch im Umfang dieser Arbeit nicht weiter ausgeführt.

Alle Mitglieder, die die oben genannten Bedingungen erfüllen, haben grundsätzlich den gleichen Anspruch auf Leistungen wie Pflichtversichere und freiwillige Mitglieder. Es gibt geringfügige Ausnahmen wie zum Beispiel die Zahlung von Krankengeld, aber es können alle ärztlichen Leistungen und Behandlungen in Anspruch genommen werden. In Deutschland sind in etwa 16,3 Millionen Versicherte in der gesetzlichen Krankenversicherung familienversichert. [33] Dank dieser Regelung werden Familien finanziell entlastet, da sie für die Kinder und gegebenenfalls Ehegatten keine Beiträge zahlen müssen. Die Krankenkassen erhalten für familienversicherte Mitglieder jedoch Mittel des Bundesausschusses, damit diese keine finanziellen Einbußen machen.

Die kostenfreie Familienversicherung gibt es in der privaten Krankenversicherung nicht. Lediglich Neugeborene können eine Zeit lang kostenlos mitversichert werden. Grundsätzlich wird jedoch für jedes Mitglied nach Prüfung des individuellen Risikos ein Beitrag ermittelt der zu zahlen ist. [34]

3.2.8 Wettbewerb innerhalb der Systeme

In der gesetzlichen Krankenversicherung sind die Leistungen weitestgehend durch das fünfte Sozialgesetzbuch festgelegt. In Wettbewerb unter den gesetzlichen Krankenkassen findest aus diesem Grund hauptsächlich über Beitragssatz, Zusatzleistungen und Satzungsleistungen statt. 2009 wurde mit

---

[32] Vgl. § 10 Abs. 1 Satz 1 SGB V
[33] Bundesministerium für Gesundheit (2016)
[34] Continentale Krankenversicherung a. G. (2016), S. 17

Einführung des Gesundheitsfonds ein kasseneinheitlicher Beitragssatz von 15,5 % festgelegt. Ab diesem Zeitpunkt spielte der Beitragssatz keine Rolle mehr im Wettbewerb. Kassen unterschieden sich lediglich durch ihre Zusatzleistungen. Darunter zählen beispielsweise Bonusprogramme, Wahltarife oder Leistungen die über den gesetzlichen Rahmen hinaus übernommen werden. Einige gesetzliche Krankenkassen arbeiten auch mit privaten Versicherungsunternehmen zusammen um Krankenzusatzversicherungsangebote anbieten zu können. 2015 wurde der allgemeine Beitragssatz dann auch 14,6 % abgesenkt. Ab diesem Zeitpunkt findet nun auch wieder Wettbewerb über den Beitragssatz statt. Viele Krankenkassen können diesen niedrigen Beitragssatz nicht anbieten und müssen so genannte Zusatzbeiträge erheben. Diese werden vom Versicherten allein getragen und unterscheiden sich von Kasse zu Kasse, je nach finanzieller Aufstellung.[35] Die Höhe dieses Zusatzbeitrages schwankt dabei zwischen 0 % und 1,5 %.[36] Wahltarife dürfen in der gesetzlichen Krankenversicherung seit 2007 angeboten werden. Bei Abschluss eines Wahltarifes entsteht jedoch eine Bindefrist zwischen einem und drei Jahren. Beispiele für solche Tarife sind zum Beispiel: Selbstbehalt Tarife, Rückerstattungen oder auch Auslandskrankenversicherungen. So werden beispielsweise bei Nichtinanspruchnahme von Leistungen Beiträge zurückerstattet oder bei Zahnersatz Höhe Kosten von der Krankenkasse übernommen. Zusatzleistungen sind beispielsweise die Rückerstattung der professionellen Zahnreinigung, was mittlerweile bei fast jeder gesetzlichen Krankenkasse in den Leistungskatalog aufgenommen wurde.

Innerhalb des Systems der privaten Krankenversicherer herrscht ebenfalls ein Wettbewerb, welcher jedoch laut einiger Politiker und auch Wissenschaftler im Vergleich zu der gesetzlichen Krankenversicherung nicht ausreichend ist. Es wurde kritisiert, dass angesparte Summen für die Alterungsrückstellung bei einem Wechsel nicht mitgenommen werden können. Dies machte für Privatversicherte den Wechsel zu einem anderen Versicherungsunternehmen oft nicht lukrativ. Aus diesem Grund wurde das Wettbewerbsstärkungsgesetz erlassen, welches die Mitnahme dieses Wertes zum neuen Versicherer möglich

---

[35] Continentale Krankenversicherung a. G. (2016), S.64
[36] GKV Spitzenverband (2017)

macht. Ansonsten sind auch in der privaten Krankenversicherung die Beitragshöhe und der Leistungsumfang die ausschlaggebenden Elemente zu einem Wechsel.

Auch zwischen den einzelnen Systemen an sich herrscht ein Wettbewerb. Es gibt eine Zielgruppe, die die Wahlmöglichkeit zwischen beiden Systemen hat. Vor allem die Aussage, dass es eine Zwei-Klassen-Medizin gäbe und privat versicherte Patienten bevorzugt behandelt werden und bessere Leistungen erhalten, lässt sich viele für die private Krankenversicherung entscheiden. Vor allem in jungen Jahren sind die Beiträge im Vergleich zu gesetzlichen Krankenversicherung gering. Das lockt viele, sich für einen privaten Krankenversicherer zu entscheiden. Auf der anderen Seite, sind auch viele von der Risikoprüfung abgeschreckt und schätzen das Solidarprinzip und die Möglichkeit im Alter nicht zu hohe Beiträge zahlen zu müssen. Außerdem ist für viele ein großer Pluspunkt, die kostenfreie Mitversicherung von Familienmitgliedern. [37]

4. Fazit und Ausblick

Das deutsche System der Krankenversicherung hat viele Facetten, die sowohl Vor- als auch Nachteile hat. Es gibt zwei Systeme, die sich alles in allem sehr unterscheiden. Laut Klaus Jacobs muss ein Krankenversicherungssystem mit Zukunft drei Merkmale aufweisen: lebhafter Wettbewerb, solidarische Finanzierung und wirksame Instrumente zur Steuerung der deutschen Gesundheitsversorgung. Seiner Meinung nach ist dies jedoch nicht möglich, sollte es weiterhin das heutige zweigliedrige System geben. Er sagt: „Die Zukunft der Krankenversicherung in Deutschland liegt nicht darin, die bestehende Dualität des Krankenversicherungssystems zu reformieren. Vielmehr müssen wir ein gemeinsames System schaffen, das gleichzeitig solidarisch und wettbewerblich ausgestaltet ist und allen Versicherten sowie Patienten gleichermaßen nutzt." Denn nur ein kleiner Teil der deutschen Bevölkerung kann vom Wettbewerb der Systeme ein Nutzen ziehen. Dieser Teil

---

[37] Continentale Krankenversicherung a. G. (2016), S. 64 ff.

ist zusätzlich meist jung und gesund und stellt keine hohe Anforderung an das Gesundheitssystem. Älteren und Kranken wird jedoch die gesundheitliche Versorgung erschwert und sie bemerken den ungleichen Wettbewerb am Stärksten. Er stützt seine Meinung auf das Beispiel der benachbarten Schweiz. Dort gibt es ein einheitliches Wettbewerbssystem.

Ob das deutsche Krankenversicherungssystem sich jedoch grundsätzlich ändern wird und dem ausländischen Beispiel folgt, bleibt abzuwarten. [38]

---

[38] WIdO (2013)

Literaturverzeichnis

Continentale Krankenversicherung a. G. (2016), Expertenbroschüre-Vergleich der Systeme GKV und PKV, PKV Ratgeber, 2016, Dortmund

Drähter, H. (2006), Zur Bedeutung der Famiienversicherung. In: Jacobs, K./Klauber, J./Leinert, J. (Hrsg.), Fairer Wettbewerb oder Risikoselektion? Analysen zur gesetzlichen und privaten Krankenversicherung, 1. Auflage, 2006, Bonn

Grundgesetz für die Bundesrepublik Deutschland (GG), Stand: Zuletzt geändert durch Art. 1 G v. 23.12.2014 I 2438

Kaufmann, F./Krämer, W. (2015), Die demografische Zeitbombe-Fakten und Folgen des Geburtendefizits, 1. Auflage, Ferdinand Schöningh, 2015

Leinert, J. (2006), Einkommensselektion und ihre Folgen. In: Jacobs, K./Klauber, J./Leinert, J. (Hrsg.), Fairer Wettbewerb oder Risikoselektion? Analysen zur gesetzlichen und privaten Krankenversicherung, 1. Auflage, 2006, Bonn

Prof. Dr. Wassmann, H. (2016), Aufgaben und Akteure im Gesundheitswesen, 8. Auflage, Studienbrief der SRH FernHochschule, 2016, Riedlingen

Sozialgesetzbuch (SGB I) Erstes Buch, Allgemeiner Teil, Stand: Zuletzt geändert durch Art. 6 Abs. 7 G v. 23.5.2017 I 1228

Sozialgesetzbuch (SGB V) Fünftes Buch, Gesetzliche Krankenversicherung, Stand: Zuletzt geändert durch Art. 30 G v. 27.6.2017 I 1966

Internetquellenverzeichnis

AOK Bundesverband (2016), Äquivalenzprinzip In: http://aok-bv.de/lexikon/a/index_00034.html, Stand 15.07.2017, 09:00 Uhr

AOK Bundesverband (2016), Solidaritätsprinzip, In: http://aok-bv.de/lexikon/s/index_00112.html, Stand 15.07.2017, 09:09 Uhr

Bundesministerium für Gesundheit (2016), Geschichte der gesetzlichen Krankenversicherung, In: https://www.bundesgesundheitsministerium.de/themen/krankenversicherung/grundprinzipien/geschichte.html, Stand 15.07.2017, 09:13 Uhr

Bundesministerium für Gesundheit (2016), Versicherte in der gesetzlichen Krankenversicherung, In: https://www.bundesgesundheitsministerium.de/themen/krankenversicherung/online-ratgeber-krankenversicherung/krankenversicherung/versicherte-in-der-gesetzlichen-krankenversicherung.html, Stand 15.07.2017, 09:19 Uhr

GKV Spitzenverband (2017), Die gesetzlichen Krankenkassen, In: https://www.gkv-spitzenverband.de/krankenversicherung/kv_grundprinzipien/alle_gesetzlichen_krankenkassen/alle_gesetzlichen_krankenkassen.jsp, Stand 15.07.2017, 09:20 Uhr

GKV Spitzenverband (2017), Krankenkassenliste, In: https://www.gkv-spitzenverband.de/service/versicherten_service/krankenkassenliste/krankenkassen.jsp, Stand 15.07.2017, 09:21 Uhr

Institut für Qualität und Wirtschaftlichkeit im Gesundheitswesen (2015), Krankenversicherung in Deutschland, In: https://www.gesundheitsinformation.de/krankenversicherung-in-deutschland.2698.de.html?part=versicherung-32, Stand: 15.07.2017, 09:23 Uhr

Verband der Privaten Krankenversicherung (2017), Zahlen und Fakten, In: https://www.pkv.de/service/zahlen-und-fakten/, Stand: 15.07.2017, 09:24 Uhr

Versicherungswiki e. K. **(2017)**, Bundeskabinett beschließt Beitragsreform der gesetzlichen Krankenkasse: Zusatzbeiträge werden zur Regel, In: http://www.krankenkassen.wiki/cms/gkv/info/grundlagen/gkv/beitragsreform-der-gesetzlichen-Krankenkassen-zusatzbeitraege-werden-zur-regel, Stand: 15.07.2017, 09:26 Uhr

WIdO (2013), Neue WIdO-Publikation "Die Krankenversicherung der Zukunft", In: https://www.wido.de/aktuelles/archiv/meldung-archiv/artikel/neue-wido-publikation-die-krankenversicherung-der-zukunft.html, Stand: 15.07.2017, 09:28 Uhr

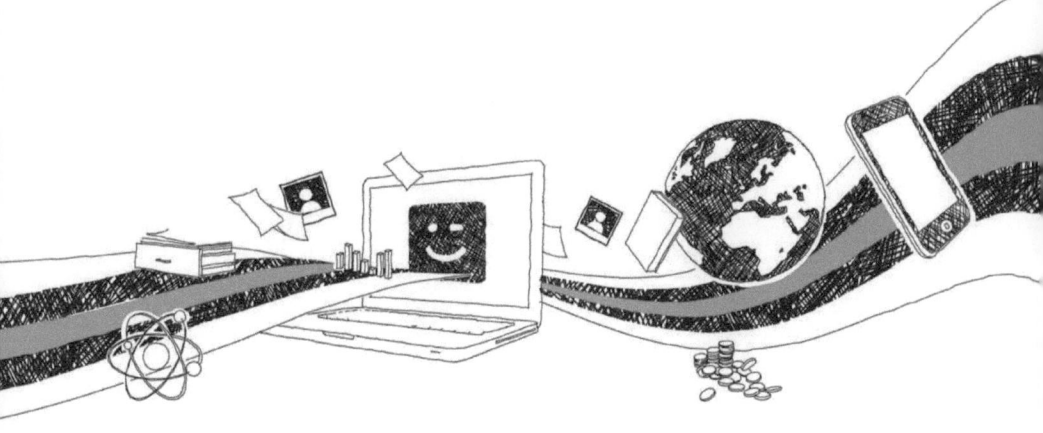
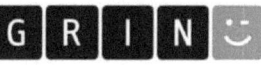